Te $\frac{77}{171}$

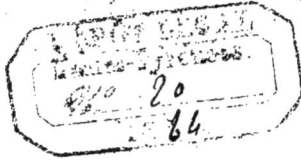

DU TRAITEMENT

DE LA PHTHISIE PULMONAIRE A SES DIVERS DEGRÉS

PAR LA CHAUX ET PAR LES EAUX MINÉRALES CALCAIRES

Notamment par l'Eau de Salies à Bagnères-Bigorre

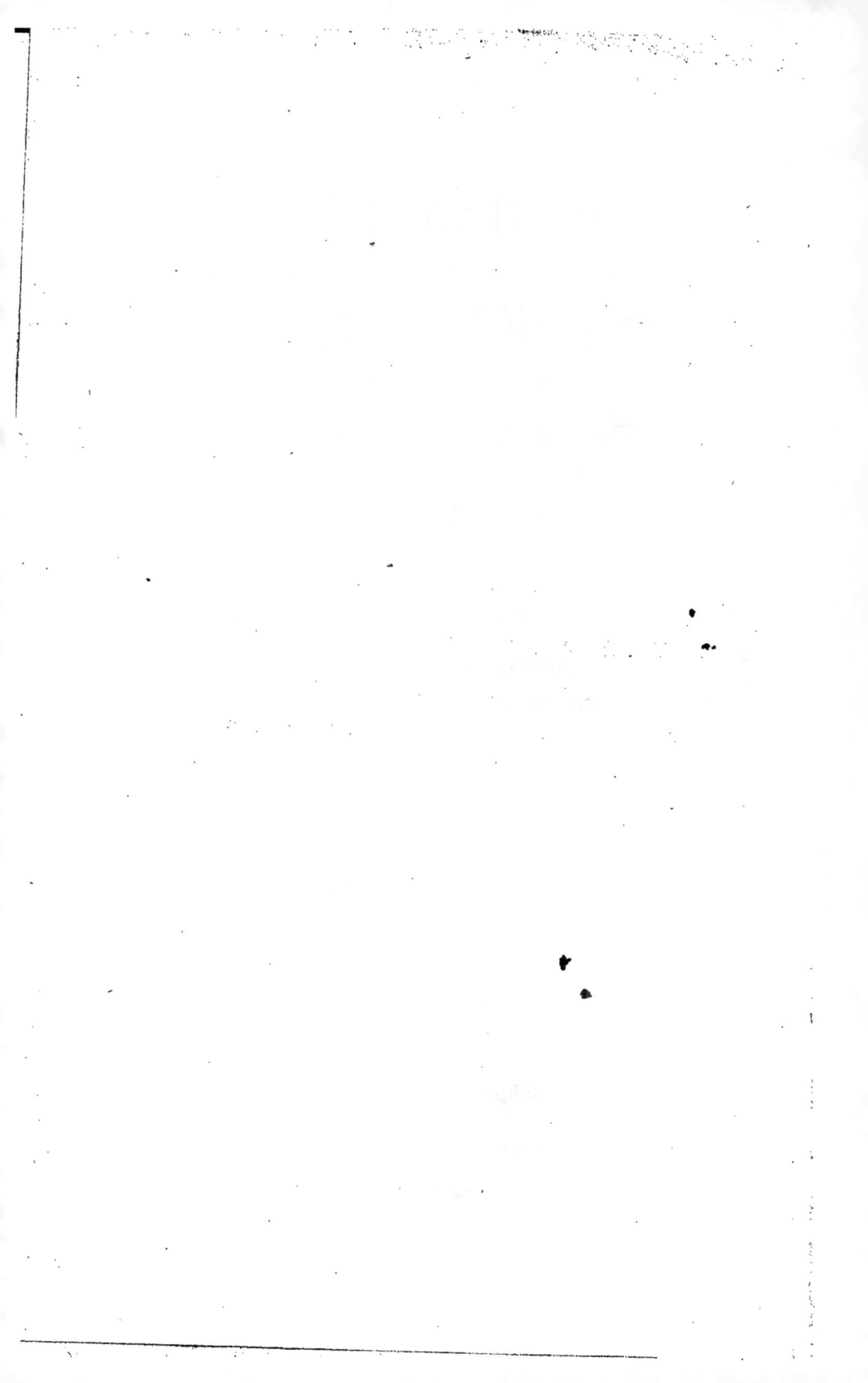

DU TRAITEMENT

DE LA

PHTHISIE PULMONAIRE

A SES DIVERS DEGRÉS

PAR LA CHAUX

ET

PAR LES EAUX MINÉRALES CALCAIRES

NOTAMMENT PAR

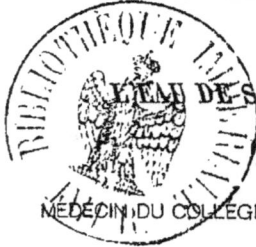

L'EAU DE SALIES A BAGNÈRES-DE-BIGORRE

PAR M. ROUSSE

MÉDECIN DU COLLÈGE CATHOLIQUE DE BAGNÈRES-DE-BIGORRE, ETC.

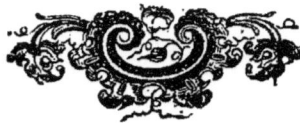

BAGNÈRES-DE-BIGORRE

Imprimerie et Librairie Dossun, Place Napoléon, 9

1864

Avant-Propos.

Après des années de recherches et de tâtonnements dans mon humble pratique médicale pour arriver, s'il était possible, non pas à guérir les *phthisiques*, telle n'est pas ma prétention, mais uniquement à soulager leurs maux et à prolonger leur existence ;

Après une comparaison attentive des résultats qu'on obtient par les divers modes de traitements préconisés jusqu'ici comme les plus propres à combattre cette affection grave qui fait, chaque jour, tant de victimes dans toutes les classes de la société, j'ai fini par donner la préférence à l'*agent calcaire* sur l'*agent hydro-sulfureux* pour le traitement de la phthisie.

Encore une fois, je ne prétends pas *guérir un mal incurable de sa nature* : tous mes efforts tendent seulement à l'enrayer dans sa marche rapide, à comprimer ou neutraliser son action, à procurer au malade une existence supportable qu'il dépendra de lui de prolonger jusqu'à de certaines limites, en se conformant exactement au régime qui lui sera prescrit.

Si je réussis, dans la plupart des cas, à atteindre un but aussi désirable, n'ai-je pas le droit d'insister sur le mérite des moyens que j'emploie ?

Plus favorisé peut-être par les lieux et les circonstances que beaucoup de mes confrères plus savants que moi d'ailleurs, mais qui n'ont pas eu à leur disposition les mêmes sujets d'expérimentation, ni les mêmes ressources curatives fournies par la nature, j'ai pu me frayer des voies nouvelles dans le traitement spécial de la phthisie et arriver ainsi à des résultats inattendus.

Je pratique la médecine depuis bientôt trente ans dans une petite ville thermale, heureusement située au pied des Pyrénées, et qui a le privilége d'attirer chaque année dans ses murs, pendant la belle saison, bon nombre de malades venant de tous les pays, appartenant à toutes les positions sociales.

Les eaux salines, ferrugineuses, calcaires, légèrement *gazeuses*, à tous les degrés de température et de minéralisation, abondent à Bagnères-de-Bigorre, comme tous le savent.

Les eaux *sulfureuses* destinées à être prises en boisson n'y font pas non plus défaut, depuis la découverte des sources de *Labassère*, de *Parade*, de *Gazost* et de *Germs* (sans compter celles qu'on découvrira par la suite), et surtout depuis les perfectionnements apportés dans les moyens de transport et de conservation de ces eaux, *stables* de leur nature (à l'exception peut-être de l'eau de Parade).

On n'a donc, dans cette station thermale où je réside, que l'embarras du choix pour le traitement des malades par des eaux minérales de propriétés diverses, employées soit en bains, soit en douches, soit en boisson.

Or, de toutes les sources de Bagnères, la plus puissante en volume, en minéralisation et en température, la plus instinctivement fréquentée par les malades, et notamment par ceux de la plus humble position, à cause de ses prompts effets curatifs et de la *gratuité de son usage*, c'est la *Fontaine de Salies*, ouverte jour et nuit au public et sans rétribution, *de temps immémorial*.

Cette eau saline-calcaire-ferrugineuse est vraiment la providence des pauvres pour la guérison des plaies, des ulcères extérieurs les plus rebelles, comme aussi pour le soulagement des catarrhes pulmonaires et des asthmes provenant de phthisie et d'hypertrophie de la partie droite du cœur chez les vieillards.

De grands médecins de Toulouse et d'ailleurs, ont même affirmé avec autorité que Bagnères-de-Bigorre, si largement dotée par la nature en variété d'eaux minérales, *n'en avait pourtant pas de plus précieuse que celle de Salies*, au triple point de vue de son abondance, de l'énergie de son action et de ses propriétés diverses, qui la rendent applicable à un très grand nombre de cas maladifs.

Qu'il me soit permis d'unir mon témoignage obscur, mais consciencieux, à celui de ces savants appréciateurs (feu VIGUERIE et autres.)

Cette vogue populaire, ancienne et soutenue, de l'*Eau de Salies*, produite par le nombre et la variété des cures, sans annonce, sans réclame ni charlatanisme d'aucune espèce, avait, depuis long-temps, frappé mon attention.

Par suite, je me suis livré à des expériences sur l'emploi à l'intérieur de cette eau pour le traitement des phthisiques.

M'étant bien trouvé de mes essais, j'examinai avec soin les modifications pathologiques produites par cet agent naturel dans l'état des organes des malades que je traitais, et je fus conduit à attribuer la principale vertu de l'*Eau de Salies*, dans les cas spéciaux où je l'avais employée, au principe dominant qui entre dans sa composition, le *calcaire*.

Partant de là, je fis des études sur l'emploi de la chaux pure, ou des sels de chaux, pour le traitement des phthisiques, en les administrant à plus haute dose qu'ils ne se trouvent dans l'eau de Salies.

J'interrogeai, en outre, l'influence des fours à chaux répandus en assez grand nombre dans ma localité, sur la population ouvrière qui les fréquente.

Dans cet ordre d'idées j'ai expérimenté tour à tour et à diverses doses le chlorure de chaux, qui par la manipulation perd son odeur et devient chlorite et chlorate de chaux, et la poudre de coquille d'œufs calcinés (phosphate de magnésie et carbonate de chaux invariables.)

J'ai soumis divers malades de la même catégorie à un mode de traitement uniforme par la chaux et ses composés. Cela m'a toujours assez bien réussi.

Aujourd'hui donc je publie le résultat de mes observations et essais, en appelant sur eux l'attention des praticiens et des savants.

Voici l'ordre que j'ai suivi dans la composition de cet opuscule :

Je commence par tracer les principaux symptômes de la phthisie à ses divers degrés, en m'étayant à cet effet de l'autorité de nos plus grands maîtres et puisant dans leurs livres.

Ensuite, je rapporte avec une fidélité scrupuleuse les observations recueillies dans ma pratique, pendant une période de trois années consécutives, sur le nouveau mode de traitement par la *chaux* appliqué à la phthisie.

Pour jeter un peu de variété sur un sujet aussi aride et l'éclairer en même temps par un examen rapide de tout ce qui s'y rattache indirectement, j'incidente mon récit par des notions brèves, mais exactes, sur la composition géologique des montagnes qui avoisinent Bagnères, sur la composition chimique de l'eau de Salies d'après M. Filhol, sur les fours à chaux répandus dans notre localité, sur le tempérament et les habitudes de nos chaufourniers.

Je termine en formulant en peu de mots mes conclusions pratiques.

DU TRAITEMENT
DE LA PHTHISIE PULMONAIRE

A SES DIVERS DEGRÉS

PAR LA CHAUX ET PAR LES EAUX MINÉRALES CALCAIRES

NOTAMMENT PAR L'EAU DE SALIES A BAGNÈRES-DE-BIGORRE

Percussion.

La percussion du thorax d'un phthisique fournit des signes variables :

Tantôt le son du thorax percuté chez un phthisique au premier, au deuxième, au troisième degré, n'a subi aucune altération ; c'est l'exception : car il faut alors que le parenchyme pulmonaire autour des tubercules crus ou ramollis ait conservé son état sain.

Lherminier a dit que, dans un certain nombre de cas, « la sonorité des parois thoraciques d'un homme tuberculeux est plus grande que celle d'un homme bien portant, par suite de dilatation notable d'un grand nombre de vésicules pulmonaires ; néanmoins, dans une caverne vide, la sonorité existe le plus souvent, surtout chez les individus très maigres.

» La diminution de sonorité existe dans une masse de tubercules, lorsque la substance du poumon est enflammée et indurée autour des tubercules, dans un épanchement pleurétique, etc.

» Au début de la phthisie, lorsque de nombreux tubercules existent dans les poumons, la percussion du thorax donne partout un son clair, parce qu'il n'y a point induration du parenchyme pulmonaire.

» Lorsque la maladie fait des progrès, des cavernes existant, *autour de ces cavernes* la percussion donne un son mat.

» Lorsqu'une caverne contient des liquides et des des gaz, la percussion, dit le docteur Martinet, fournit alors un bruit semblable à celui qui résulte du léger contact de deux métaux, un véritable *tintement métallique*.

» Lorsqu'on applique le bout des doigts sur des thorax à cavernes que la percussion n'a pu reconnaître, un frémissement particulier a lieu lorsque le malade parle, et là des excavations existent. »

D'après ce qui précède, on ne doit pas accorder à l'auscultation une confiance absolue.

Expansion pulmonaire.

Le bruit d'expansion pulmonaire ou de respiration vésiculaire peut continuer à se présenter, chez certains phthisiques, tel qu'il existe dans l'état sain, tantôt plus faible, tantôt plus intense, tantôt net, ou mêlé à des râles, quoique le malade soit tourmenté d'une toux sèche et opiniâtre, avec hémoptysies, respiration courte, accélérée, avec maigreur progressive, avec pouls accéléré chaque soir, avec peau brûlante, sueurs partielles ou générales.

Tel est le premier degré de la phthisie.

Si la faiblesse du bruit d'expansion pulmonaire n'est pas la même des deux côtés dans les parties qui se correspondent sous les deux clavicules, ce signe est grave.

La respiration caverneuse existe dans une caverne vide communiquant avec une bronche.

Le professeur Andral dit qu'il n'y a que la dilatation des bronches, portée à un haut degré, qui puisse donner une sorte de respiration caverneuse.

Ce souffle paraît acquérir sa plus grande intensité,

lorsqu'autour de la caverne où il a lieu, le tissu pulmonaire a subi une grande induration; c'est alors que la pectoriloquie se fait entendre avec le plus d'évidence.

Le gargouillement caverneux, constant, peut annoncer des cavernes, pourvu que d'autres signes annoncent l'existence de la phthisie pulmonaire.

Le râle muqueux semble être le premier degré en moins de gargouillement.

Le râle crépitant a son siége dans les bronches de moindre calibre que les cavernes.

Le râle crépitant a lieu après un effort de respiration pour que l'air puisse traverser le mucus plus ou moins épais qui obstrue les dernières ramifications des bronches.

Les râles crépitant et muqueux peuvent se manifester dans une petite caverne, sans néanmoins prouver qu'elle existe.

La résonnance particulière de la voix, appelée *pectoriloquie,* est encore un signe fourni par l'auscultation pour reconnaître la phthisie arrivée à un certain degré.

La pectoriloquie peut être manifeste, lorsqu'il y a induration considérable autour d'une caverne profonde, facile à reconnaître pendant la vie par l'existence d'un son mat.

Lorsque la caverne est très superficielle, la pectoriloquie est facilement entendue.

Respiration.

Chez le plus grand nombre des malades qui ont des tubercules dans les poumons, la respiration est plus ou moins courte, les inspirations profondes sont souvent impossibles.

A mesure que les tubercules se multiplient, la dyspnée augmente, surtout chez les individus nerveux et contrariés.

Une congestion sanguine, pulmonaire, des aliments introduits dans l'estomac, l'époque des règles chez les femmes, peuvent augmenter la gêne de la respiration des phthisiques.

Lorsque des cavernes se forment vite, lorsque des tubercules se manifestent en grand nombre dans les poumons, après la pneumonie ou la pleurésie compliquant la phthisie, la dyspnée augmente.

Chez les tuberculeux, la difficulté de respirer coïncide ordinairement avec l'apparition de la toux, se traduisant par un sentiment d'oppression à la partie supérieure de la poitrine. Parfois la respiration est plus gênée d'un côté que de l'autre.

Le poumon s'atrophie non loin d'une masse de tubercules; c'est pourquoi, dans ces points, il y a presque immobilité du thorax et dilatation moindre. — M. Andral croit que ces phénomènes ont lieu avec l'existence d'une pneumonie chronique produisant affaissement; et, dans ce cas, quelques hémoptysies par exhalation ont leur cause dans un obstacle au passage libre du sang des diverses divisions des artères pulmonaires et bronchiques dans les veines du même nom.

« De l'obstacle au libre passage du sang à travers le poumon, dit le même auteur, résulte encore, comme conséquence nécessaire, la stagnation du sang dans les cavités droites du cœur; de là palpitations, de là dilatation du cœur droit. »

Parfois le cœur est ainsi atrophié, et parfois hypertrophié, lorsqu'il reçoit plus ou moins de sang que d'habitude.

Douleurs dans la poitrine.

Presque toujours le thorax chez les tuberculeux est le siége de douleurs dues à des rhumatismes des muscles du thorax, à des névralgies intercostales ou à des pleurésies partielles.

Signes fournis par la toux.

On observe chez les phthisiques affectés de tubercules crus une petite toux sèche, cessant et revenant, partant du larynx, avec petite gêne dans la poitrine.

Cette toux ne s'observe guère dans la bronchite sans tubercules.

Souvent la toux reste sèche pendant longtemps, et même jusqu'à la mort, sauf qu'elle est suivie d'une petite expectoration de mucus.

Dans le plus grand nombre de cas, la toux est intense, quinteuse et pénible.

Quelquefois la toux cesse par suite d'extension des cavernes, mais les crachats sont abondants et nummulaires.

Aphonie.

Chez les phthisiques, l'aphonie n'est jamais complète. Elle résulte le plus souvent des amygdales hypertrophiées et ulcérées, de la destruction des cordes vocales.

Expectoration.

Chez un grand nombre de phthisiques, les crachats ne sont formés que par des mucosités de la membrane muqueuse des bronches et par du pus venant de la fonte des tubercules, qui se précipite subitement au fond de l'eau et en trouble la transparence pour y former un dépôt blanc ou grisâtre, tandis que le mucus surnage et se précipite plus tard.

« Au début de la phthisie, dit le professeur Andral, lorsque la persistance de la toux, les hémoptysies fréquentes, l'amaigrissement qui commence à devenir sensible, les mouvements fébriles qui se manifestent par intervalles, semblent annoncer une lésion du poumon plus grave qu'une simple bronchite, les crachats n'offrent encore aucun caractère. »

Une toux sèche s'observe chez beaucoup de malades; chez d'autres, elle est accompagnée, dès le principe, d'une expectoration catarrhale ; tantôt, d'ailleurs, celle-ci est opaque et infiniment variable, comme dans la bronchite chronique; tantôt, bien que persistant déjà depuis longtemps, les crachats restent constamment ceux de la bronchite aiguë; cette dernière circonstance est même digne de remarque, parce que c'est une de celles qui peuvent porter à redouter l'existence des tubercules, lorsque rien n'en donne encore la certitude.

Mais, ce qu'il ne faut jamais perdre de vue, c'est que dans cette première période de la phthisie les crachats peuvent se présenter indifféremment avec tous les caractères ci-dessus signalés.

Cependant, lorsque la toux a déjà duré un certain temps, et que chaque jour l'on observe attentivement la matière de l'expectoration, on voit apparaître par intervalles, au milieu de la mucosité trouble qui la forme, de petits grumeaux d'un blanc mat, ou tirant un peu sur le jaune, assez consistants, et dont le volume varie depuis celui d'une très petite tête d'épingle jusqu'à celui d'un pois; on doit craindre alors la phthisie.

Il serait néanmoins facile de confondre ces petits grumeaux avec d'autres du même volume et de la même apparence, expectorés pendant le cours du catarrhe pulmonaire le plus simple.

Parfois, au début de la phthisie, les crachats présentent de longues stries, fines et déliées, au milieu d'un liquide incolore, filant, transparent ou troublé, qui les forme; d'autres fois, ces stries sillonnent le mucus plus opaque qui compose la majeure partie de ces mêmes crachats, et dont elles se distinguent par leur couleur d'un blanc mat ou légèrement jaunâtre, analogue à la couleur des grumeaux précédemment décrits : dans ce cas, M. Andral dit avoir trouvé ordinairement les poumons remplis de petits tubercules, la plupart durs, et dont quelques-uns commençaient à se ramollir. Une dissection attentive a fait découvrir des tuyaux bronchiques très petits, presque capillaires, s'ouvrant dans la petite cavité où étaient contenus ces petits tubercules qui, fondus, se mêlent au mucus des bronches sans s'y confondre lorsqu'ils sont expectorés.

Une large communication peut s'établir *subitò* entre une masse tuberculeuse ramollie et un tuyau bronchique. Alors les crachats expectorés sont formés par du pus grumeleux semblable à celui qui est

contenu dans la caverne d'où il est sorti. L'époque
de l'apparition du gargouillement coïncide avec celle
de l'expectoration caverneuse.

Chez plusieurs phthisiques, la matière de l'expectoration est surtout formée par des masses plus ou
moins considérables, qui restent suspendues au
milieu d'une sérosité trouble. On désigne à la
Charité de Paris ces masses sous le nom de crachats
floconneux.

Chez d'autres malades, des masses épaisses, à
bords arrondis, exactement circulaires, toutes d'égal
diamètre, et demeurant parfaitement isolées les
unes des autres, restent à la surface d'un liquide
plus ou moins trouble, que l'on aperçoit dans les
espaces à peu près semblables qu'elles laissent entre
elles, et elles sont appelées par M. Andral *crachats
nummulaires*, formés par la réunion de points d'un
blanc sale, tuberculeux, réunis par du mucus grisâtre ou jaune verdâtre, complètement opaque, de
sorte que le crachat entier paraît nuancé de diverses
couleurs.

Hémoptysie.

L'hémoptysie annonce fréquemment la présence
ou la future apparition des tubercules dans les poumons.

Parfois elle a lieu par exhalation à la surface des
bronches, le parenchyme pulmonaire étant parfaitement sain.

Parfois, et le plus souvent, elle a lieu par la membrane muqueuse des bronches, sans lésion bien
apparente, si ce n'est avec pâleur dans certains
points.

Souvent un épanchement sanguin se montre dans
le parenchyme du poumon, ayant lieu dans les
dernières ramifications bronchiques, dans les vésicules pulmonaires elles-mêmes.

Quelquefois l'hémoptysie a lieu par déchirure du
poumon.

Chez un certain nombre de phthisiques, M. Andral
a trouvé, remplies de sang, une ou plusieurs des

larges excavations creusées dans leur poumon; il n'a pu trouver qu'une fois l'orifice du vaisseau rompu dont le sang s'était véritablement échappé pour remplir la caverne.

L'hémoptysie chez des individus encore jeunes a été souvent observée sans tubercules pulmonaires; elle provenait de congestion sanguine dans les dernières ramifications bronchiques et de leur membrane muqueuse.

M. Cruveilhier dit que, dans l'épaisseur du poumon, de même qu'à sa racine, les artères et les veines pulmonaires marchent toujours à côté des tuyaux bronchiques; la communication des artères avec les veines pulmonaires et avec les divisions des bronches est facile à constater : l'injection la plus grossière, poussée avec une force médiocre, passe avec la plus grande facilité des artères dans les veines pulmonaires et dans les bronches; les parties enflammées seules paraissent imperméables; les injections poussées par les veines pulmonaires ne passent jamais dans les artères, quoique le premier ordre de ces vaisseaux ne renferme pas de valvules; enfin, les injections poussées dans les tuyaux bronchiques ne passent ni dans les artères, ni dans les veines; les artères et les veines pulmonaires communiquent avec les artères et les veines bronchiques; alors des vaisseaux nouveaux se forment autour de la matière tuberculeuse avec congestion sanguine très grande, qui se fait jour à travers les bronches, et son expulsion constitue l'hémoptysie.

Etat des ongles.

Hippocrate a remarqué que les phthisiques avaient les ongles recourbés, avec gonflement des dernières phalanges en forme de massue.

Liseré gingival

CHEZ LES PHTHISIQUES.

Le bord libre des gencives est plus foncé en couleur que les parties voisines, et a un aspect festonné.

Quelquefois il a la largeur de deux millimètres un quart (une ligne); d'autres fois, celle de quatre millimètres et demi (deux lignes). Ce liseré devient couleur vermillon lorsque la phthisie progresse; il existe souvent au pourtour des molaires et est souvent suivi d'une hypertrophie des gencives.

Dans la gingivite par iode ou par mercure, la rougeur du liseré est plus diffuse et ne se perd pas insensiblement dans la coloration des parties voisines, comme le liseré des phthisiques.

M. Dutcher formule les propositions suivantes :

1° Le liseré gingival est un signe infaillible de la diathèse tuberculeuse.

2° Lorsqu'il existe, quelque obscurs que soient les autres signes, on peut annoncer d'une manière certaine l'apparition prochaine de la phthisie confirmée.

3° Si, dans le traitement des phthisiques, on voit le liseré d'abord existant disparaître sous l'influence de la médication employée, c'est un signe certain d'amélioration, et il est suffisant pour faire porter un diagnostic favorable.

4° Lorsque le liseré, développé d'abord autour des incisives, s'étend grandement autour des molaires, en dépit du traitement employé, le pronostic est défavorable; et il faut s'attendre à une terminaison rapidement fatale, lorsque la coloration du liseré passe rapidement du rouge vif au rouge sombre ou pourpre.

5° Lorsque le liseré n'existe pas, on peut espérer, quels que soient les symptômes généraux, que la santé n'a pas reçu une atteinte très profonde; que le malade pourra, en employant des remèdes appropriés, recouvrer un état de santé relatif, et que l'on pourra ainsi prévenir ou retarder le développement des tubercules pulmonaires.

OBSERVATIONS

SUR

L'EMPLOI COMBINÉ DES AGENS THÉRAPEUTIQUES

DONT SUIT LA NOMENCLATURE

POUR LE TRAITEMENT DE LA PHTHISIE

Eau de Salies — Vésicatoires — Pilules de Chlorure de Chaux — Huile de Foie de Morue — Pilules de Coquilles d'Œufs calcinées.

Mme C...., de Bagnères, très lymphatique, âgée de trente ans, est issue de père et mère morts phthisiques; sa sœur et son frère ont succombé à cette maladie, à l'âge de 30 et de 45 ans.

Il y a plus de quinze mois, aujourd'hui 13 mars 1864, que cette femme, mère de trois enfants scrofuleux, présentait les symptômes suivants :

Toux quinteuse, suivie de sueurs le soir; crachats blanchâtres, nummulaires et nombreux; poitrine enfoncée; respiration très gênée; à gauche en avant, submatité avec affaiblissement du murmure respiratoire; en arrière, un fort bruit respiratoire, avec expiration très prolongée, sans souffle, mais avec râles humides, avec congestion pulmonaire de ce côté, provoquée par la présence de tubercules constatés par le docteur Daudirac; fréquentes hémoptysies; suppression des menstrues.

Un mois après, petite caverne et gargouillement sous la clavicule droite, avec assez forte douleur sur ce point.

Prescription : Vésicatoire volant sur la partie malade; eau de Salies pour unique boisson; trois pilules de cinq centigrammes chacune de poudre de coquilles d'œuf calcinées; le soir une cuillerée d'huile de foie de morue.

Après trente jours de ce traitement, les forces de la malade semblent s'accroître par le fer que contient l'eau de Salies, par la magnésie et la chaux des pilules, par l'huile de foie de morue peut-être? Cette médication produit un effet altérant et siccatif chez la malade. La caverne est à peu près dans le même état; mais le gargouillement est moindre, la toux est diminuée; les crachats sont plus petits avec pus tuberculeux moins abondant; fièvre et sueurs plus supportables, liseré gingival moindre, respiration plus facile; le vésicatoire a fait justice de la douleur de poitrine; assez bon appétit sans diarrhée; urines chaudes et chargées; soif.

Un mois après, la malade se trouvant de mieux en mieux voulut, malgré mes conseils, aller à Tarbes pour y consulter le docteur Vignes, qui la reconnut phthisique et approuva mon traitement. Ce voyage eut malheureusement pour effet de faire rétrograder la maladie aux symptômes qu'elle présentait au début.

Prescription : Repos absolu au lit, et médication *ut suprà*, plus une cuillerée de sirop de laitue le soir pour calmer la toux, et l'huile de morue à midi.

Après treize mois de ce traitement, très exactement suivi, Mme C.... s'est vue maigrir; son teint a un peu bruni; ses forces ont augmenté; sa fièvre a disparu; ses crachats sont encore épais, mais moins nombreux. Sa poitrine à droite s'est grandement enfoncée; plus de caverne — plus de gargouillement — quelques râles humides dans ces points. Le docteur Daudirac constate que le haut du poumon droit est guéri, mais qu'il y a encore des tubercules au bas de ce poumon. Liseré presque disparu — bon appétit — une selle solide chaque jour — soif, urines chaudes — assez bonne respiration — les forces augmentent — la malade vaque à ses occupations habituelles, mais sans faire de grandes courses — liseré gingival à peine visible — les menstrues ont reparu aujourd'hui 11 mars 1864.

Prescription : Même traitement que par le passé.

Mme C.... est-elle guérie? — Non; mais quinze

mois de vie environ et un grand soulagement, après l'existence bien constatée d'une caverne, témoignent en faveur du traitement qu'elle a suivi, et qu'elle se promet de suivre encore longtemps, pourvu qu'elle continue à s'en trouver bien.

———

M..., de Bagnères, a trente-six ans; il est scrofuleux : son frère et son père sont morts phthisiques; deux de ses filles sont très lymphatiques. Il a vomi souvent du sang, est asthmatique par suite peut-être de dilatation du cœur droit, provenant d'obstacles à la circulation qui existent dans le parenchyme pulmonaire. — Sa faiblesse et sa maigreur sont telles (mars 1863) qu'il ne peut aller qu'à grand'peine de chez lui à la Fontaine de Salies (deux cents mètres de distance) — liseré gingival très prononcé — muqueuse de la bouche et du larynx très irritée — toux quinteuse pendant toute la journée, suivie de sueurs suffocantes la nuit — expectoration abondante de très petits crachats jaunâtres et très résistants — respiration très gênée; douleur entre les épaules; matité étendue sous la clavicule gauche avec presque absence de respiration sur ce point — râles humides autour de cette matité — râles crépitants dans le poumon droit — voix très voilée avec amygdales hypertrophiées — respiration bronchique et expiration prolongée — bronchophonie; diarrhée; anorexie; pouls petit et irrégulier.

Prescription : Boire deux, trois verres d'eau, et à petites gorgées, à la Fontaine de Salies le matin — boire encore pendant la journée autant que possible de cette eau — le soir, une cuillerée de sirop de digitale dans un quart de verre d'eau tiède — vésicatoire sur le haut de la poitrine droite — résister à la soif et ne pas boire d'autre eau que celle de Salies.

Après trois mois de ce traitement, les vésicatoires ayant été souvent renouvelés, un mieux réel s'est manifesté. Le teint est meilleur, l'appétit augmente avec les forces. Le malade respire plus largement et mieux : plus de douleurs dans les reins : toux très diminuée et sans sueurs la nuit — plus d'accès

d'asthme : crachats plus larges avec pus tuberculeux :
gros râles dans les deux poumons : plus de matité
sous la clavicule gauche, où l'on entend du bruit
bronchique, comme si les tubercules s'étaient fondus
dans une bronche après l'avoir dilatée — pouls
régulier : cœur droit à l'état normal, néanmoins la
moindre émotion produit chez le malade asthme et
palpitations — plus d'hémoptysies.

Enfin, après environ deux ans de ce traitement,
le malade a repris ses occupations avec une demi-
respiration et en continuant toutefois à expectorer
de gros crachats avec pus tuberculeux à peine sensible — liseré gingival à peine prononcé, avec légère
irritation de la muqueuse intestinale : de gros râles
se font entendre dans la poitrine sans matité nulle
part. Une selle semi-liquide chaque jour : bon
appétit.

Ce sujet s'est considérablement séché, sa poitrine
est très enfoncée, et si ce n'était un peu d'essoufflement, on ne le croirait pas malade.

Est-il guéri? — Non; car je crains que son catarrhe
pulmonaire, son essoufflement et sa légère toux ne
fassent passer à l'état de suppuration les nombreux
tubercules qui doivent nécessairement exister dans
ses poumons, si l'eau de Salies ne les *crétise*, ne les
fait résorber ou ne les expulse au dehors après avoir
produit la cicatrisation des points qui les conte-
naient.

Et, au sujet de ce mot *crétisation,* j'ajoute que
trois hommes sont morts à l'hospice de Bagnères,
à l'âge de 69, 71, 73 ans, après avoir présenté, il y
a 14 à 15 ans environ, tous les symptômes de la
phthisie pulmonaire (hémoptysies, matité prononcée
sous la clavicule gauche; râles humides; fièvre hec-
tique; respiration gênée; expectoration de crachats
nummulaires avec pus tuberculeux.) — Ils ont, pendant très longtemps, fait usage d'eau de Salies, et
tous les symptômes de la phthisie tuberculeuse ont
disparu, si ce n'est la matité sous-claviculaire gauche; mais ces malades se sont séchés; mais leur
respiration a été courte, et leurs poitrines sont
devenues très enfoncées : dans cet état, ils ont par-
couru une assez longue vie.

A l'autopsie, j'ai trouvé leurs poumons farcis de très petits calculs *crétacés*, principalement la partie supérieure gauche, où ils étaient comme enkystés dans une membrane presque cartilagineuse.

Le président B..., phthisique, n'a pas été affecté d'hémoptysie tant qu'il a fait usage d'eau de Salies en boisson, et sa phthisie a paru s'enrayer. Il quitte Bagnères, boit de l'eau sulfureuse naturelle, son hémoptysie revient et il meurt.

Notre très regrettable ami Léon O..., phthisique au premier degré, boit de l'eau sulfureuse naturelle à Bagnères et en continue l'usage chez lui, malgré son état d'hémoptysie et sans avoir égard à mes recommandations. — Après quatre mois de cette boisson, fonte des tubercules de la partie supérieure des deux poumons : cavernes et mort par hémoptysie.

Un commis de M. Artiguela, négociant à Bagnères, phthisique au premier degré, avec matité sous la clavicule droite, a arrêté très souvent ses fréquentes hémoptysies, en buvant de l'eau de Salies, et ses tubercules sous la clavicule droite sont restés à l'état cru (Bagnères, 1860.)

Est-il encore en vie?... Je l'ignore.

Mme X..., soixante-six ans, arrive moribonde à Bagnères, le 5 juillet 1861.

Le 6, cette malade est reconnue phthisique au troisième degré — deux larges cavernes existent sous les deux clavicules, avec gargouillement et tintement métallique quand elles sont presque remplies de gaz et de crachats, et sonores avec pectoriloquie quand elles sont vides — la bouche et la langue sont dépouillées de leur membrane muqueuse — diarrhée.

Je prescris contre la dyphtérite de nombreux gargarismes avec l'eau de Salies, et la membrane muqueuse paraît se réparer au bout de huit jours.

Je prescris en même temps de boire chaque matin cinq à six petits verres à liqueur de cette même eau.

J'ordonne à dîner cinq à six petits verres d'eau ferrugineuse coupée avec quelques gouttes de vin blanc, pour combattre la faiblesse de la malade et de petites hémoptysies fréquentes.

Je prescris enfin trois à quatre pilules, de cinq centigrammes chacune, de chlorure de chaux, pilules sans nulle odeur de chlore, qui par la manipulation s'est évaporé.

Un mois de ce traitement a beaucoup amélioré l'état de la malade sans la guérir ; ses deux cavernes ont un peu diminué, son expectoration et sa diarrhée aussi.

Elle vit presque sans se mouvoir, sans parler. Son intelligence est telle qu'elle comprend seulement qu'elle ne doit pas s'agiter, tant ses nuits sont bonnes quand elle ne sort pas de sa chambre !

Mᵐᵉ X... guérira-t-elle ?... Je ne le crois point, parce que ses deux cavernes occupent une trop grande étendue dans les poumons.

Vivra-t-elle plus longtemps qu'elle ne l'aurait fait sans nos eaux ferro-calcaires ?... Oui ; parce qu'avant de les boire elle était moribonde, et qu'aujourd'hui son état est meilleur.

Si, obéissant à la mode de saturer les phthisiques d'eaux sulfureuses, qui dilatent au lieu de resserrer, en déterminant la toux et une grande sécrétion de la membrane muqueuse bronchique, j'eusse suivi cette médication, que devait-il arriver ?...

Sans doute un agrandissement des cavernes.

Mais que produisent la chaux et l'eau de Salies ?

Souvent, fonte des tubercules pulmonaires et expectoration d'un liquide puriforme d'un blanc verdâtre, au milieu duquel nagent de petits fragments blanchâtres, friables, débris probablement d'une masse tuberculeuse; et plus souvent, maigreur du corps, augmentation des forces, sang plus coloré, grande soif, et atrophie des tubercules, susceptibles de passer alors à l'état *crétacé*, atrophie des ganglions et des glandes.

Ainsi traités, les phthisiques doivent s'attendre à ne respirer qu'avec un quart, peut-être, du poumon malade, déprimé et grandement réduit ; en évitant d'ailleurs toute fatigue, en vivant en quelque sorte *de la vie de la marmotte pendant l'hiver.*

Mais encore une fois, ils peuvent vivre longtemps de cette manière, tandis que soumis à l'usage des eaux sulfureuses, quand les tubercules sont passés à l'état de fonte, ils respirent mieux, crachent beaucoup, s'anasarquent et meurent plus tôt.

Au sujet du traitement de la phthisie, la *Gazette des Hôpitaux* ne nous apprend-elle pas que le professeur Beau, abandonnant soufre, huile de morue, etc., etc., traite maintenant ses malades par le carbonate de plomb? « Sans doute, *la colique de plomb* » *peut surgir, maladie sérieuse que l'on ne ferait pas* » *naître à plaisir chez un individu sain; mais, quand* » *il s'agit de la phthisie pulmonaire, est-ce trop payer* » *un enrayement de la maladie, que de l'acheter au* » *prix de quelques douleurs ?...* »

La *colique de plomb* ne se manifeste pas sous l'influence de l'eau de Salies, ni de la chaux, surtout prise à la dose de quinze centigrammes par jour.

Préférons donc la chaux au carbonate de plomb.

B..., vingt-neuf ans, demeurant à Bagnères, me fait appeler le 1er janvier 1864.

Le sujet est très pâle — pommettes colorées — liseré gingival très prononcé — irritation de la muqueuse buccale et des voies aériennes — amygdales hypertrophiées — voix à peine sensible — toux quinteuse, avec sueurs la nuit — respiration très gênée, avec hypertrophie de la partie droite du cœur — pouls irrégulier; anasarque léger des pieds — poumon droit peu sonore à la percussion; caverne de la grandeur d'une pomme d'api sous la clavicule gauche, avec gargouillement — râles crépitants, humides, dans tout ce poumon — poumon droit sain — crachats nummulaires très abondants; ils laissent déposer du pus au fond d'un crachoir rempli d'eau — anorexie — deux selles diarrhéiques chaque jour.

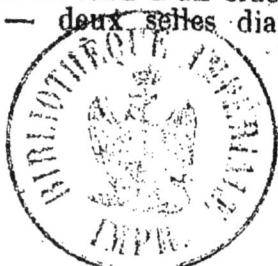

B... est dans son lit depuis quatre mois.

Prescription : boire en petite quantité de l'eau de Salies (cinq à six petits verres à liqueur); large vésicatoire volant sur la partie antérieure et gauche de la poitrine; trois pilules, de cinq centigrammes chacune, de poudre calcinée de coquilles d'œufs; quelques gouttes d'eau-de-vie après son petit dîner.

Ce traitement, suivi jusqu'au 19 mars 1864, a fait justice de la diarrhée et de tous les symptômes susdécrits : la caverne n'existe plus : le poumon gauche s'est grandement atrophié, et c'est à peine si la respiration s'y fait. La percussion laisse beaucoup à désirer dans ce poumon, tout y est obscur. L'expectoration est peu abondante — les crachats sont incolores et très peu liés — le malade a grand appétit; il peut quitter sa chambre et se promener pendant une à deux heures — le liseré gingival est peu étendu — sa voix est assez forte — les amygdales et le tube intestinal en bon état — une selle solide tous les deux jours — urines très chargées et très chaudes. — maigreur de tout le corps avec fibres musculaires plus ramassées — les yeux ont perdu leur brillant fiévreux — la peau de tout le corps a beaucoup bruni — le pouls est régulier — l'anasarque a disparu; mais la moindre émotion produit des palpitations.

Ce malade a avalé 260 pilules de poudre calcinée de coquilles d'œufs — il n'a pris pour unique boisson que de l'eau de Salies et un peu d'eau-de-vie — dix fois des vésicatoires volants ont été appliqués sur son thorax gauche.

Est-il guéri?... Non — mais s'il continue à se traiter comme il l'a fait, j'ose espérer que les nombreux tubercules qui existent encore dans le poumon gauche seront résorbés ou passeront à l'état *crétacé*.

OBSERVATIONS

Déjà publiées dans l'*Echo des Vallées*, journal de Bagnères (avril 1862.)

P..., quarante-cinq ans, chiffonnier, issu de père et mère morts phthisiques, s'offre à moi sous ces apparences peu flatteuses : le dos grandement saillant à gauche, les jambes longues et grêles, les doigts hippocratiques, etc., etc.

S'il n'y avait que les doigts qui présentassent cette apparence physiologique, on pourrait contester le principe de la phthisie; mais tous les médecins savent que c'est alors que les tubercules pulmonaires se montrent, que les os s'incurvent, deviennent noueux, rachitiques, etc.

Cette affection est le résultat de la congénialité d'un mode d'alimentation vicieux, et du milieu auquel sont soumis tous ou presque tous les jeunes êtres issus de père et mère phthisiques.

Mais cette congénialité, cette alimentation, ce milieu doivent être combattus par la chaux, qui modifie et guérit entièrement nos jeunes chaufourniers issus de père et mère tuberculeux.

Le docteur Lugol considère, à son tour, les tubercules « comme une production pathologique parasitaire, formant un organe *sui generis*, qui a sa vie particulière et ses moyens d'activité fonctionnelle, qui est soumise à une évolution spontanée, sous l'influence de causes générales ou particulières, hygiéniques, climatériques ou professionnelles, etc. »

La cause de cette production est, d'après moi, le tempérament lymphatique, les scrofules, les bronchites, etc., et l'état tuberculeux est très souvent modifié par suppuration, par résorption, par atrophie, par *crétisation*, par mort enfin de cette production parasitaire, tuberculeuse, sous l'influence de la chaux et de nos eaux ferro-calcaires de Salies.

Mais revenons à notre chiffonnier, qui a tant crié, tant bu pour se donner des forces, qu'aujourd'hui (1er mars 1862), il est affecté d'une caverne sous-claviculaire gauche, avec gargouillement parfaitement caractérisé, mais de petite dimension et telle qu'elle peut être dans un poumon enclavé dans un thorax qui l'étrangle de tous points.

Il expectore de très petits crachats, un peu nummulaires, jaunâtres, avec un crachement à lui, crachement de patience et d'expérience.

Fièvre chaque soir avec toux quinteuse et sueurs — maigreur extrême — pommettes colorées — liseré gingival très prononcé — dyphtérite; respiration très gênée — voix *piaulante* : amygdales gonflées — douleurs dorsales, diarrhée, anorexie.

Prescription : huile de foie de morue, qui augmente la diarrhée; la caverne semble s'étendre, tant il crache, tousse, s'affaiblit et sue !

Autre prescription quinze jours après : prendre très souvent dans la journée de l'eau de Salies pour unique boisson, vésicatoires volants sur la clavicule gauche.

Cette médication, très exactement suivie, a tellement soulagé le malade, qu'à cette époque (2 mai 1862) le poumon gauche est presque imperméable à l'air; la bronche gauche, néanmoins, dans sa partie supérieure, paraît un peu dilatée, mais la caverne n'existe plus — pas de gargouillement; mais, à sa place, râles humides peu sensibles — la toux existe à peine — plus de fièvre, plus de sueurs le soir — la diarrhée a disparu — liseré gingival peu prononcé : amygdales à l'état normal — voix plus pleine.

(13 mai 1862.) Voici ce que m'écrit, concernant le malade qui fait le sujet de mes observations, le docteur Daudirac, médecin très goûté à Cauterets pendant la saison thermale :

« Les signes que j'ai pu constater chez votre chif-
» fonnier sont suffisants pour me permettre de
» diagnostiquer une phthisie pulmonaire, qui a
» détruit presque en totalité le parenchyme de la
» partie antérieure du poumon gauche jusqu'au ni-
» veau de la sixième côte. Il existe encore des tuber-
» cules crus à la base de ce poumon, et le traitement
» que vous avez fait subir à ce malade, en modifiant
» son état d'une manière très avantageuse, n'a pas
» empêché en entier cependant le développement du
» tubercule, mais peut l'avoir *crétisé*. Ce malade est
» mieux sans contredit, mais il n'est pas encore
» guéri. Le côté droit ne présente rien d'anormal. »

Quinze jours après la réception de cette lettre, ce chiffonnier rendit à plusieurs reprises treize petits tubercules *crétacés*, qu'il sentait venir de la base du poumon gauche.

Depuis ce temps notre malade s'est grandement remis, et il ne présente aujourd'hui (19 mars 1864) qu'une très petite respiration sous la clavicule gauche, avec quelques râles humides dans le reste de ce poumon, qui est très réduit en volume — matité nulle part — expectoration de très petits crachats — il court toute la journée avec ses trois-quarts de respiration, mange et boit comme un homme en santé.

Par reconnaissance pour notre eau de Salies, il en boit souvent lorsqu'il sent sa toux revenir.

Est-il enfin guéri?... Dieu le sait.

« Les calculs expectorés, dit M. le professeur Andral, peuvent venir directement d'une excavation tuberculeuse où ils ont pris naissance. Deux fois, en effet, nous avons trouvé, au milieu de larges cavernes remplies de liquide purulent, une concrétion calculeuse, dure et solide, du volume d'une noisette, et dont la surface était hérissée de nombreuses aspérités : ces cavernes communiquaient avec les bronches par de larges ouvertures, et il est vraisemblable que, si les malades eussent vécu plus longtemps, *ces calculs auraient été rejetés au-dehors par l'expectoration.* »

C'est ce qui a eu lieu chez notre chiffonnier.

« Enfin, il est des calculs, et ce ne sont pas les moins nombreux, qui semblent s'être produits au milieu du parenchyme pulmonaire lui-même, dans lequel ils sont comme implantés.

» Toutefois, si l'on a égard à la forme comme rameuse de ces calculs, si on compare leur configuration avec celle des culs-de-sac qui terminent les bronches, tels qu'ils sont représentés dans l'ouvrage de *Reusesen*, on sera porté à penser qu'ici encore la concrétion a son siége dans les dernières extrémités de l'arbre bronchique, dans les vésicules aériennes.

» Il est un autre fait remarquable relativement à ces calculs qui semblent ainsi produits au milieu du parenchyme pulmonaire, c'est que presque toujours ils sont mêlés à des masses de matière tuberculeuse.

» Une observation attentive conduit même à admettre que beaucoup de concrétions calculeuses n'ont été d'abord que des tubercules qui se sont peu à peu endurcis, pétrifiés, par suite d'un changement dans leur composition chimique.

» En effet, dans un poumon où l'on trouve plusieurs calculs placés au centre ou dans le voisinage de matière tuberculeuse, on voit en d'autres points cette même matière commencer à s'éloigner des caractères du tubercule ordinaire ; elle ressemble à du plâtre fortement ramolli par l'eau dont on l'a saturé ; mais il semble que les molécules qui composent le tubercule passé à cet état, ont perdu leur force de cohésion ; elles sont séparées les unes des autres, et représentent de petits grains friables dissociés par une substance très liquide.

» L'analyse démontre déjà, dans cette variété de tubercules, un peu de phosphate et de carbonate de chaux, uni à une grande quantité d'eau et de matière animale.

» Par une dessiccation prolongée, l'eau s'évapore, les molécules se rapprochent de plus en plus, et cette masse encore semi-liquide finit par acquérir une consistance pierreuse. »

Tel est précisément l'effet produit par la chaux.

« Eh bien ! ce qui se passe sous nos yeux, sous l'influence d'une évaporation physique ou chimique, semble aussi se passer dans le poumon sous l'influence d'un travail d'absorption produit par la chaux qui dessèche grandement le corps en produisant soif extrême et constipation.

» Ce travail d'absorption enlève au tubercule sa partie la plus liquide, en même temps qu'est sécrétée une quantité plus ou moins considérable de carbonate et de phosphate de chaux. »

En prescrivant la poudre calcinée de coquilles d'œufs, il est vrai que la chaux et la magnésie sont seules produites, abstraction faite des acides phosphorique et carbonique, qui peuvent être fournis par notre corps.

« Cette transformation de la matière tuberculeuse en calcul paraît pouvoir s'opérer dans les cas même où il y a eu ramollissement d'une masse plus ou moins considérable de tubercules, qui, évacuée à travers les bronches, a laissé à sa place une excavation plus ou moins grande. »

Et notre savant professeur cite le fait suivant à l'appui de ce qu'il avance :

« Vers le sommet de l'un des poumons d'un phthi-
» sique, nous trouvâmes, au milieu d'un tissu noir
» et induré, une concrétion calculeuse, du volume
» d'une petite noisette, renfermée dans un kyste à
» parois fibro-cartilagineuses. Dans ce kyste s'ouvrait
» un très large tuyau bronchique, qui n'était que la
» troisième division de la bronche principale. Il était
» coupé net au niveau du kyste ; d'après sa dispo-
» sition et ses dimensions, on ne pouvait guère
» douter que ce tuyau bronchique n'eût autrefois
» communiqué avec une cavité beaucoup plus grande
» que le kyste actuel, qui semblait n'en être qu'un
» vestige ; la tendance à la cicatrisation était encore
» attestée par la nature de la fausse membrane qui
» tapissait les parois de ce kyste. Le calcul qui le
» remplissait et qui résultait peut-être de la trans-
» formation qu'avait subie un reste de matière tu-
» berculeuse, s'opposait à ce qu'un rapprochement
» complet des parois de la cavité pût avoir lieu :
» plus tard, l'ouverture accidentelle de la bronche
» aurait pu s'oblitérer, et la véritable origine de
» cette concrétion enkystée eût été nécessairement
» méconnue.

» Pour produire ce rapprochement complet, le fer
» et la chaux, en donnant au malade plus de force
» et ce qui lui manquait, auraient, peut-être, favorisé
» l'expectoration du gravier, ou son absorption, et,
» par conséquent, l'oblitération de l'ouverture acci-
» dentelle de la bronche. »

OBSERVATION.

R..., 17 ans, membres grêles et très longs, la partie gauche du dos encore plus proéminente que chez notre chiffonnier ; poitrine très enfoncée ; liseré gingival très prononcé ; muqueuse buccale et laryngée très irritées ; amygdales un peu hypertrophiées, avec voix gênée et rauque ; respiration essoufflée — toux

quinteuse — fièvre et sueurs le matin — expectoration de crachats nummulaires — fréquentes hémoptysies — père, mère et sœurs morts phthisiques
— matité très prononcée sous la clavicule droite —
râles humides dans tout le poumon droit — poumon
gauche laissant à désirer dans sa partie supérieure
— catarrhe pulmonaire de ce côté avec gros râles —
deux selles liquides chaque jour — néanmoins grand
appétit.

En cet état, étant de plus très maniaque, il y a
dix ans environ, il voulut se traiter par l'eau de
Salies et du mortier qu'il y broyait.

Cette médication, longtemps suivie, le maigrit
beaucoup, l'altéra davantage; mais son rhume, ses
crachats, sa fièvre cessèrent en partie, et la matité
sous la clavicule gauche fut notablement diminuée.

Après un long temps employé à ce traitement,
tout fut pour le mieux, et le malade se croyant guéri,
mais toujours sous l'influence d'une petite excitation
cérébrale, se livra avec ardeur à la lecture d'écrits
qu'il ne pouvait comprendre. Cette lecture l'excita
encore davantage, et de jour en jour des idées plus
excentriques s'emparèrent de lui : il croyait être un
chat, et, comme les chats, il se promenait sur les
toits très élevés de l'hôtel V... Pour l'empêcher de
sortir, on lui mit la camisole de force et des menottes
aux poignets : mais ses poignets s'allongeaient tellement qu'aucune menotte ne l'empêchait de sortir,
et puis il était si adroit, qu'avec un rien il ouvrait
portes et fenêtres pour revenir sur les toits; c'était
sa passion.

Pendant ce temps de folie, bonne respiration,
expectoration nulle, mais matité grandement réduite
sous les deux clavicules — il mangeait énormément,
était maigre et sec, mais très fort.

Il vécut ainsi pendant cinq mois, et, au commen-
cement du sixième, il toussa et cracha abondamment, et l'auscultation et la percussion firent découvrir, sous les deux clavicules, gargouillement et
cavernes.

Alors le malade revient à son mortier et à l'eau
de Salies; vingt jours de ce traitement améliorent
son état; mais l'amélioration n'est réelle que lorsque

la folie s'est reproduite, sans doute d'après cette loi, que, *lorsque deux affections chroniques se développent simultanément, la plus intense masque et fait souvent disparaître les symptômes de l'autre.*

Après de longues alternatives de mieux et de moins bien, il recouvre sa raison et meurt ensuite de phthisie galopante, que rien n'a pu enrayer.

A l'autopsie, les deux poumons étaient incrustés de tubercules *crétacés* dans leurs deux tiers inférieurs, avec deux énormes cavernes dans leur partie supérieure.

Crâne : pas d'injection des vaisseaux des méninges — consistance normale de l'encéphale, qui paraît rapetissé — quelques gouttes de sérosité dans les ventricules.

Cœur hypertrophié à droite.

Membrane muqueuse intestinale irritée.

Pourquoi la *crétisation* des tubercules non au sommet des poumons, mais à leurs deux tiers inférieurs ?

Pourquoi des cavernes non *crétisées ?*

Pourquoi enfin le cerveau sain et sans tubercules ?

TUBERCULES.

Les points mats des poumons des phthisiques sont formés par de petits corps grisâtres, demi-transparents, d'une consistance assez forte : leur grosseur varie depuis celle d'un corps microscopique jusqu'à celle d'une graine de chenevis : ils sont presque ronds et homogènes.

Ces petits corps, appelés *tubercules pulmonaires,* après avoir augmenté de volume, se réunissent à d'autres tubercules pour former un tout plus ou moins grand, homogène, blanchâtre, grisâtre, jaunâtre, mat, friable, se laissant écraser entre les doigts comme le fromage rance.

Leur substance grisâtre est quelquefois formée de masses irrégulières, avec points miliaires quelquefois tuberculeux en entier, appelés *infiltration tubercu-*

3

leuse grise de Laennec : cette infiltration se concrète après un certain temps et devient matière jaune crue.

M. Lebert dit qu'il existe des différences tranchées entre les corpuscules du tubercule et ceux du pus. Ces derniers sont plus grands, régulièrement sphériques, contenant de un à trois noyaux, et offrant une surface grenue, comme framboisée; ils sont ordinairement libres et isolés, tandis que ceux du tubercule, surtout à l'état cru, sont étroitement unis ensemble.

Les globules du cancer sont de deux à quatre fois plus grands et renferment un noyau dans lequel on trouve souvent de un à trois nucléoles.

Composition chimique du Tubercule.

Sur six grammes de tubercule commençant, M. Hecht a trouvé les résultats suivants :

Albumine	1ᵉ4	Fibrine	1ᵉ8
Gélatine	1,2	Eau ou perte	1,6

Thénard y a trouvé de plus : du phosphate et du carbonate de chaux, de l'hydrochlorate de soude et de l'oxyde de fer — matières que contiennent en plus grande quantité nos eaux de Salies, depuis longtemps prescrites aux phthisiques qui fréquentent les eaux minérales de Bagnères-de-Bigorre.

Les Montagnes Bédat, Beaudéan, Asté et Campan sont des calcaires des terrains jurassique et crétacé, d'où sortent les eaux ferro-calcaires de Bagnères-de-Bigorre.

« Ces sources, dit M. le professeur Filhol, se font jour au travers des terrains secondaires *jurassique supérieur, crétacé inférieur.*

» Les principaux griffons, tels que ceux de la Reine, du Dauphin, de Roc-de-Lannes, de Salies, de Théas et de Cazaux, sont répartis à la limite inférieure de la formation *crétacée,* cette limite qui est en quelque sorte jalonnée par des affleurements d'ophite : aussi les rapports de position entre ces roches *plutoniques* et ces eaux minérales y sont-ils

plus étroits. — Le Dauphin, Roc-de-Lannes émergent
du sein de l'ophite ; le griffon de Salies marque le
sommet d'un dick de cette roche. »

Eau de Salies que les Phthisiques boivent.

Cette eau est limpide, incolore et dépourvue
d'odeur : sa saveur est styptique et atramentaire.
Sa température est de 50°80.

Matières fixes par kilogramme d'eau de Salies :
(ANALYSE DE M. FILHOL.)

Chlore.	0ᵍ1280	Oxyde de manganèse.	0ᵍ0007
Acide sulfurique.	1,2680	Acide silicique.	0,0896
Soude.	0,2990	Acide carbonique.	0,0550
Chaux.	0,7990	Arsenic.	traces
Magnésie.	0,7997	Fluor.	id.
Oxyde de fer.	0,1257	Phosphates.	id.

M. Filhol propose de grouper ainsi ses éléments
minéralisateurs :

Sulfate de chaux.	1ᵍ7352	Carbonate de fer.	0ᵍ0011
Sulfate de magnésie.	0,3727	Carbᵃᵗᵉ de manganèse.	traces
Sulfate de soude.	0,0399	Matière organique.	id.
Sulfate de potasse.	0,0899	Fluorure de calcium.	id.
Chlorure de sodium.	0,2120	Phosphate de chaux.	id.
Carbonate de chaux.	0,0580	Arséniate de soude.	id.
Carbonate de magnésie.	0,0034	Silicate de chaux.	0,1350

Résidu total sur un kilogramme d'eau...... 2,5573

« Il résulte de ces groupes, dit M. Filhol, que
l'eau de Salies renferme en abondance des sulfates,
des carbonates et des chlorures à base de chaux et de
magnésie, un ou plusieurs sels à réaction alcaline,
de l'acide carbonique et du fer. »
Quoi qu'il en soit des expériences de ce savant
chimiste, les eaux calcaires de Salies agissent moins
fortement pour *crétiser* les tubercules pulmonaires
que la poudre de chaux de nos fours avalée et
respirée.

Bagnères a trois fours à chaux, Asté quatre, Beaudéan six.
Un four est chauffé pendant treize jours environ.
Un four moyen cuit soixante mille kilos de pierre
calcaire.

Les fours sont chauffés en mars et en toute saison,
un ou deux mois de gros hiver exceptés; ils le sont
successivement, les uns après les autres, pour faci-
liter la vente de la chaux : donc, pendant dix mois,
nos chaufourniers sont exposés à une haute température; ils avalent et respirent la poussière de chaux
à tour de rôle, ce qui offre un immense avantage,
car les phthisiques peu avancés, comme ceux
prédisposés à la phthisie, peuvent se rendre à Bagnères pour s'offrir presque en tout temps à la chaleur des fours et à l'action de la chaux, comme le
font avec succès nos chaufourniers issus de père et
mère phthisiques.

Autrefois nos pères pulmoniques passaient un,
deux mois, dans des étables au milieu des vaches;
ils auraient mieux fait de les passer auprès de nos
fours.

Four à chaux de M. Jean-Jacques Lhez.
(Observations publiées dans l'Echo des Vallées — 1861.)

Y..., âgé de trente ans, était, il y a dix-sept ans,
très lymphatique — toux quinteuse le soir avec fièvre
et sueurs — respiration gênée — crachats très abondants, nummulaires, laissant un petit dépôt trouble
et blanchâtre au fond d'un crachoir rempli d'eau —
matité de l'étendue d'un petit marron sous la clavicule gauche, avec craquements humides, sans pectoriloquie, sans gargouillement évident — hémoptysies fréquentes — douleurs dans le dos — liseré
autour des incisives — l'estomac et le ventre ne laissent rien à désirer, tant le malade à faim, tant ses
digestions sont faciles! et, si ce n'était sa maigreur,
on ne le croirait point malade pendant le jour.

En cet état, il commence à remuer la chaux, travail qui le fatigue beaucoup, mais qui, après un
certain temps, rend ses crachats moindres, diminue
sa toux et sa fièvre nocturne, le sèche et le constipe.

Après cinq mois, sa poitrine n'offre plus de matité;
sa respiration, quoique gênée, se fait mieux; son
thorax est très enfoncé; presque plus de crachats,
ni de râles; plus d'hémoptysies; bon appétit —
digestions faciles — urines très chargées. Son état
s'améliore de jour en jour, et, après un an, il ne

conserve de son affection pulmonaire qu'une grande
maigreur; ses forces sont un peu augmentées, mais
sa peau a grandement bruni — ses gencives ont
perdu leur liseré — il travaille plus longtemps sans
fatigue.

Peut-on le considérer comme guéri? Sa pulmonie
reviendra-t-elle? Toujours est-il que la poudre de
chaux lui a été très utile.

J..., trente-trois ans, père et mère morts phthisiques. Il y a quinze ans, il était chétif, grand et
maigre; son dos était voûté, sa poitrine enfoncée,
ses pommettes étaient très colorées, ses yeux étaient
brillants et son corps un peu bouffi; ses muscles
néanmoins étaient grêles; il toussait le soir et expectorait abondamment le matin des crachats épais, un
peu jaunâtres; son ventre était en assez bon état —
la percussion produisait un son un peu obscur sous
la clavicule gauche. Après une forte expiration,
crépitation humide dans ce point.

Suivant l'habitude des pauvres de son village et à
l'âge de quinze ans, dans l'état qu'on vient de décrire,
il commence à remuer faiblement la chaux, puis il
aide à la porter sur des chars.

Ce travail le fatigue beaucoup d'abord, mais de
moins en moins par la suite. Son catarrhe a complètement disparu après un an; ses forces se sont
accrues, l'appétit s'est réglé; il résiste à la soif qui
le tourmente, boit de l'eau-de-vie; ses urines sont
très chargées, sans lésion néanmoins des voies urinaires — poitrine moins enfoncée — dos moins voûté
— on ne trouve plus d'obscurité de son sous la clavicule gauche — le bruit d'expiration en arrière est
à peine perceptible.

Aujourd'hui, à l'âge de trente-trois ans, il a pris
de la force et a notablement engraissé.

Que conclure de cette observation? si ce n'est que
le malade affecté de catarrhe pulmonaire, avec soupçon de phthisie, s'est vu guéri par la chaux et par
l'eau-de-vie, que tous les chaufourniers boivent de
préférence au vin, comme étant plus tonique et les
désaltérant mieux.

V. X..., scrofuleux, **quarante-six ans**, taille d'un mètre trente centimètres, toussait, il y a douze ans, fortement le matin, et expectorait d'abondants crachats jaunâtres; sa poitrine était assez large, sa respiration gênée avec gros râles dans le poumon droit, avec matité relative sous la clavicule droite, où l'on entendait quelques murmures respiratoires que je ne pus définir — hémoptysies fréquentes; amygdales gonflées, voix rauque, liseré gingival — muqueuse buccale rouge; pas de fièvre ni de sueurs la nuit — ventre un peu sensible à la pression; deux selles par jour, semi-liquides.

Dès que la toux est un peu calmée, il commence à remuer la chaux pour se procurer du pain. Ce travail léger le fatigue, l'altère beaucoup; mais en y persévérant, il voit, après quatre ou cinq mois, sa toux et ses crachats diminuer, sa voix redevenir claire, ses amygdales petites : suivant l'exemple de ses chefs, il boit un peu d'eau-de-vie pour calmer sa soif.

Enfin, après un an de ce travail, plus ou moins suivi, maigreur, peau sèche, sâle et brunâtre — plus de toux, poitrine déprimée sous la clavicule droite, où nulle matité n'existe — crachats nuls — respiration un peu courte dans le poumon droit. — Ses forces suffisent à son travail — il mange peu, est constipé — rougeur de la muqueuse buccale et liseré disparus — urines chargées.

Que dit cette observation?.....

Elle dit que V. X... était très malade il y a douze ans, et qu'à cette heure il est mieux.

Mais est-il guéri tout-à-fait?.....

J. M..., un mètre quarante centimètres, vingt ans, teint blafard, orbites excavées, yeux brillants, pommettes colorées, parole faible, entrecoupée par le besoin de respirer; toux quinteuse : sur le sommet du poumon gauche, en avant et en arrière, on constate de l'expiration prolongée et une matité relative appréciable : hémoptysies — dépression du thorax — pas de râles, pas de sifflements, un peu de fièvre le soir avec toux quinteuse — expectoration presque blanchâtre et un peu liée — oppression avec douleur dans le dos : ventre et voies urinaires bien — pas de liseré gingival.

En cet état, (1861), il commence à remuer faiblement la chaux, ce qui l'altère beaucoup et augmente les douleurs de son dos par les fréquents éternuements qu'elle occasionne.

Peu à peu les éternuements cessent avec les douleurs du dos, et, après douze mois, la poitrine gauche s'est grandement enfoncée, surtout sous la clavicule de ce côté, où nulle matité n'existe, mais où l'on entend *à peine une petite respiration. Somme toute,* la toux et la fièvre n'existent plus; la respiration, quoique gênée, à gauche, suffit pour permettre au malade de travailler soir et matin.

Est-il guéri?.....

J'ose avancer qu'il vivra longtemps.

V..., aujourd'hui âgé de quarante ans, était, il y a dix-sept ans, scrofuleux, bouffi, pâle; ses yeux étaient luisants et fiévreux : toux quinteuse suivie de sueurs pendant la nuit — poitrine grasse avec dépression des côtes en avant du thorax, avec voussure du côté gauche du dos, douloureux dans ce point par suite de la toux — salivation très abondante, peut-être par manie de cracher : respiration courte avec râles humides dans les deux poumons — légère matité sous la clavicule gauche, avec respiration plus courte encore que dans les autres points de ce poumon — trois selles diarrhéiques par jour — membrane muqueuse digestive rougeâtre — liseré gingival peu marqué — besoin de manger à chaque instant — forces assez bien conservées.

En cet état, il commence à remuer la chaux, qui produit chez lui constipation et grande altération après un certain temps; plus tard sa toux et sa fièvre cessent avec les douleurs du dos — la respiration est moins gênée — il salive moins, tant la poudre de chaux le sèche — liseré gingival et rougeur de la muqueuse digestive disparus — maigreur sans bouffissure — peau sèche, brunâtre — plus de râles — plus de matité — forces augmentées.

Enfin, après vingt-trois mois, V... travaille un peu plus longtemps chaque jour — aujourd'hui, âgé de quarante ans, sa poitrine gauche est enfoncée avec petite respiration, sans râles, sans matité — un travail d'une durée ordinaire le fatigue; c'est pourquoi sa santé me semble peu rassurante.

Jacques et Jean P..., frères, étaient, il y a trentecinq ans, très gros, très bouffis, avec glandes et ganglions très hypertrophiés — pommettes colorées — yeux brillants — toux quinteuse et fiévreuse, le soir — toux grasse suivie d'expectoration catarrhale très abondante, le matin — hémoptysies fréquentes — respiration très gênée — gros râles muqueux dans les poumons.

En cet état, ils entrent comme remueurs de chaux et chauffeurs tantôt chez MM. Palisse et Tarissan, tantôt chez MM. Laborde et Pécondom; et, après trente-cinq ans de ce travail, qui les a fait beaucoup éternuer, les a constipés, a rendu leurs urines très rougeâtres, ils ont cessé d'être scrofuleux; glandes et ganglions se sont atrophiés; plus de catarrhe, plus d'expectoration, plus de toux ni de fièvre; le corps de chacun d'eux s'est tellement séché, qu'il ne pèse plus aujourd'hui (5 mars 1864) que trentecinq kilos; ils jouissent en un mot d'une excellente santé, quoique leurs thorax soient très enfoncés, quoiqu'ils respirent aux trois quarts seulement.

Ils boivent de l'eau-de-vie le matin, en chauffant leur four, pour calmer la soif qu'ils éprouvent, et, pendant la journée, du vin sans eau, quand ils remuent la chaux.

En présence de ces faits, on est forcé de convenir que la chaux et la chaleur des fours ont fait justice du catarrhe pulmonaire des deux frères, et peut-être de leur tuberculose générale, en les tonifiant et les séchant, au point de diminuer de moitié le poids de leurs corps.

X..., cinquante-un ans, était, avant d'avoir chauffé et remué la chaux, très lymphatique, très pâle — il toussait beaucoup le matin; il était bouffi et ressentait d'assez fortes douleurs dans le dos; sa respiration gênée était accompagnée de gros râles humides sans matité évidente sur l'un ou l'autre poumon; mais

ses crachats étaient si épais et si abondants, que cette
sécrétion était pour lui cause de grande faiblesse.

En cet état, il entretient le feu du four de M. Palisse pendant quelques heures chaque jour. Après
treize jours, la chaux étant cuite, il se sent plus fort
pour pouvoir aider à la tirer du four. Déjà son
catarrhe a grandement diminué et ses crachats aussi.
Il peut remuer la chaux solide et en poudre; celle-ci
le fait beaucoup éternuer. La vente de cette chaux,
que l'on place sur des chars, dure ordinairement
huit à dix jours. Pendant le temps de cette vente,
X... est fort sec et sent le besoin de se reposer.

Après quinze jours de repos, il se livre au même
travail dans un autre four et en sort mieux portant,
quoique plus sec, mais crachant et toussant moins.

Enfin, après neuf mois de cette vie de labeur pénible, il ne tousse ni ne crache presque plus; sa
respiration est petite, mais suffisante pour lui permettre de travailler plus longtemps qu'il ne faisait
auparavant; sa poitrine est très enfoncée, sa peau
est noirâtre, et ses urines très chargées; il ne boit
presque pas d'eau, mais de l'eau-de-vie le matin et
du vin le soir, en petite quantité.

Si le catarrhe pulmonaire avait persisté, ce malade
serait-il mort phthisique?...

L. J..., cinquante-quatre ans, un mètre cinquante-
cinq centimètres, était scrofuleux, toussait fréquemment, avait une petite fièvre et des sueurs nocturnes
— pommettes colorées — corps pâle et bouffi —
pouls petit et assez vite — crachats catarrheux très
abondants — gros râles muqueux dans les deux
poumons, sans matité appréciable — assez bon
appétit — une selle chaque jour.

En cet état, il cuit, pendant quelques heures chaque jour, la chaux, et, après douze jours, son
catarrhe ayant bien diminué, il peut la tirer du four
pour la vendre.

Ce travail longtemps répété a fait justice de la
fièvre, des sueurs, de la toux et des crachats —
mais le sujet est très sec, respire peu et sa poitrine
est très enfoncée.

Ce fait, comme le précédent, prouve que son travail lui a été on ne peut plus avantageux.

B. L..., soixante-quatre ans, était, il y a trente ans, affecté de bronchite chronique rebelle à tout traitement — ses crachats jaunâtres et épais étaient si abondants qu'ils maigrissait de jour en jour — son corps était pâle et bouffi — sa poitrine était enfoncée, avec gros râles humides dans les poumons — respiration essoufflée, sans matité dans les organes respiratoires — sueurs la nuit avec crises d'asthme, provenant probablement du cœur droit, qui contenait plus de sang que d'habitude par suite de congestion pulmonaire — ventre sans douleur — assez d'appétit — deux selles semi-liquides chaque jour — langue rougeâtre — dents déchaussées.

Dans cette situation, il commence à cuire la chaux et à la remuer quand elle est calcinée; mais il ne peut se livrer pendant plusieurs heures de suite à ce travail chaque jour.

Il continue à travailler dans ces limites, et, après dix-huit mois, il se sèche, pèse moins, respire un peu mieux, ne crache ni ne transpire presque plus — se constipe — sa muqueuse buccale perd en partie sa couleur rouge — ses dents ne sont plus encroûtées — il digère mieux — a grand' soif.

Enfin, aujourd'hui 29 mars 1861, B. L... travaille comme tous les chaufourniers, mais avec une petite respiration — ses quatre enfants et son père, qui vivaient loin de lui, sont morts phthisiques.

Nos chaufourniers se nourrissent de soupe aux choux et au lard, de pain très noir; ils boivent de l'eau-de-vie et du vin; ils sont vêtus de *cadis*, hiver et été; leur tête est couverte d'un bonnet phrygien en laine; ils ont, en un mot, le costume des espagnols voisins de nos frontières; ils sont peu propres, tant ils ont horreur de l'eau; ils ont les mains et les pieds et d'autres parties du corps couverts de fortes croûtes blanches très sales. Le travail et la nourriture ne les engraissent guère; ils sont, en outre, desséchés par la chaleur des fours et par la chaux qui tanne leur peau. Ils vivent, lorsque la chaux est calcinée, au milieu d'une poussière abondante qui se dépose en couches d'un blanc sale, très apparentes sur toutes les parties du corps qui lui sont accessibles; le nez, la tête présentent rarement de ces couches, à cause des bonnets de laine portés jour et nuit.

L'inspiration d'un air chargé de chaux fait passer une très grande quantité de cette substance dans les cavités nasales et sur la surface des voies gastro-pulmonaires, et les chaufourniers éternuent souvent; mais une substance n'est assimilable qu'autant qu'elle est dissoute ou susceptible de se dissoudre à la surface de la membrane avec laquelle elle est mise en contact.

Les acides organiques jouissent de la propriété de dissoudre la poussière de chaux, et la peau, malgré l'acidité de sa sueur, semble peu propre à cette absorption, tant à cause de la petite proportion d'acide qu'elle fournit ordinairement, qu'en raison de l'obstacle qu'oppose l'épiderme à la pénétration; et, à ce sujet, le docteur Archambault assure que jamais la moindre coloration brune ne s'est montrée chez les ouvrières qui travaillent le plomb, lorsqu'elles prenaient des bains sulfureux.

La peau n'absorbe pas davantage la poudre de chaux; mais elle est blanchie par elle d'un blanc sale et fortement tannée.

L'estomac, au contraire, contient un liquide acide qui dissout bien la poudre de chaux et la rend digestible : c'est une des raisons qui fait qu'on la trouve dans les tubercules pulmonaires à l'état de carbonate et de phosphate de chaux neutre. Si, en vertu de sa nature, le carbonate de chaux peut rester dans les poumons sans en troubler gravement les fonctions, si son expulsion au dehors n'est pas une condition de retour à l'équilibre physiologique, l'organisme l'isolera de la sphère de la vie, tout en la souffrant dans les organes respiratoires à l'état de tubercules *crétacés;* il lui abandonnera du terrain, mais il limitera ce terrain, il l'entourera de deux membranes pour l'enkyster.

Revenons maintenant à nos calcaires.

Sur un fragment détaché de leur masse, nos pères vaincus et *flatteurs par nécessité* gravèrent jadis l'inscription suivante :

NVMINI AVGVSTI SACRVM

SECVNDVS SEMBEDONIS FILIVS

NOMINE VICANORVM AQVENSIVM ET SVO POSVIT.

V. P..., soixante-deux ans, remue la chaux depuis trente ans, période pendant laquelle ses amygdales étaient très engorgées, son corps pâle et bouffi : il était affecté de catarrhe pulmonaire chronique ; sa respiration était gênée — de gros râles se faisaient entendre principalement dans tout le poumon droit — matité légère relative sous la clavicule de ce côté — sueurs le matin — pouls petit — tube intestinal en assez bon état, abstraction faite de la membrane muqueuse de la bouche, qui était enflammée — voix enrouée — amygdales gonflées.

Aujourd'hui, mars 1864, V. P... est sec et maigre ; il travaille plusieurs heures chaque jour dans nos fours à chaux — plus de catarrhe — plus de matité — amydales et bouche en bon état — légère constipation — soif — voies urinaires à l'état normal, quoique les urines soient très chargées.

Y..., âgé de trente ans, crachait, il y a cinq ans, le sang avec abondance, il était faible et lymphatique — voix enrouée ; amygdales légèrement hypertrophiées, avec irritation de la membrane muqueuse et laryngée — dyspnée à la suite d'un petit travail — pouls petit et vite — toux presque sèche et nerveuse, accompagnée de petits crachats visqueux — pas de sueurs nocturnes — matité sous la clavicule gauche, mais peu appréciable ; là aussi diminution relative du murmure respiratoire — la voix paraît retentir dans ces mêmes points et quelques craquements presque secs se font entendre — quatre selles semi-liquides chaque jour ; douleur de l'abdomen à la pression.

En cet état, il commence à chauffer le four de M. Pécondom ; ce travail augmente la toux qui est suivie d'une expectoration plus grasse — diarrhée moindre — sommeil meilleur — râles muqueux — voix un peu plus claire — tout le reste des symptômes persiste.

Mais, après six mois de travail à la chaux, il est sec et constamment altéré — amygdales et tube intestinal à l'état normal — une selle chaque jour — petite respiration — plus de toux, plus de crachats — pas de râles, pas de matité dans la poitrine — forces suffisantes pour gagner sa vie comme chaufournier et remueur de chaux (1861).

L. P...., soixante-un ans, un mètre quarante centimètres, issu de père et mère morts étiques, remue et cuit de la chaux depuis quarante ans. Vingt ans auparavant, il était très lymphatique; il toussait beaucoup, et sa toux, suivie de sueurs nocturnes, était quinteuse; ses crachats épais et blanchâtres; sa respiration courte.

Aujourd'hui (1861), il est maigre, sec, à poitrine enfoncée — pas de râles, pas de matité dans les poumons; crachats nuls; toux et fièvre *idem* — petite respiration; une selle chaque jour; urines couleur de *lessif* le matin.

L. P... remarque que la poudre de chaux l'altère beaucoup; quelques jours de repos et un peu d'eau vineuse combattent cette altération. Il fait de petites journées, dont le produit suffit à son entretien.

J.-M. B..., trente-cinq ans, un mètre cinquante centimètres : poitrine très enfoncée, surtout à droite, avec un soupçon de matité sous la clavicule de ce côté, où la respiration s'entend à peine — il ne tousse ni ne crache; sa respiration est courte.

Grand, maigre et sec, il remue et cuit nos calcaires depuis dix ans; avant ce temps, il crachait abondamment, toussait et transpirait beaucoup le matin.

Son père, ancien chaufournier, vit encore : sa mère est morte étique.

Conclusion.

I.

L'eau de Salies doit être l'unique boisson de nos phthisiques ; ils peuvent néanmoins boire une très petite quantité d'eau-de-vie après le dîner pour favoriser la digestion.

La combinaison intime dans l'eau de Salies d'une forte proportion de calorique à l'état *latent* me paraît encore jouer un grand rôle pour la cure de la phthisie pulmonaire, pourvu qu'on boive cette eau *subitò* à son point d'émergence. Toute chaude qu'elle est, elle ne brûle ni le palais ni l'estomac ; mais elle altère, et le malade doit résister à la soif pour arriver à se sécher.

Les malades qui ne peuvent supporter l'eau de Salies, ou qui ne l'ont pas à leur disposition, feront bien de la remplacer par trois ou quatre pilules à prendre chaque jour, renfermant chacune cinq centigrammes de chlorure de chaux. Ces pilules perdent presque tout leur chlore par la manipulation ; c'est pourquoi elles sont sans odeur. Il sera plus avantageux encore de prendre trois ou quatre pilules, contenant chacune cinq centigrammes de poudre de coquilles d'œuf calcinées.

Dans ma pratique, j'ai remplacé avec avantage les pilules de chlorure de chaux par des pilules de coquilles d'œuf calcinées, administrées en nombre égal, à la même dose et contenant chacune cinq centigrammes de chaux et de magnésie.

Je joins toujours à ce traitement par la chaux, des vésicatoires fréquemment appliqués sur les points mats ou sur les points douloureux de la poitrine.

N. B. — L'eau de Salies est plus efficace lors-

qu'on la boit à son point d'émergence, à la Fontaine ;
car alors elle ne perd, par le refroidissement, aucun
de ses principes minéralisateurs.

II.

On a reconnu que la tuberculisation pulmonaire
est très défavorablement influencée par une température plus élevée la nuit que le jour. Ainsi, dans la
Basse-Cochinchine, où les nuits sont plus chaudes
que les jours, la phthisie se développe et sévit avec
intensité. Au contraire, dans notre région pyré-
néenne du sud-ouest de la France, la fraîcheur
constante des nuits semble être une condition cli-
matérique avantageuse aux personnes prédisposées
à la *phthisie,* ou déjà atteintes de ce mal. Et le béné-
fice du changement régulier de température ne doit-il
pas profiter surtout à la population de nos chaufourniers, alternativement exposés à la chaleur des
fours et au souffle des vents d'est?

Maintenant, si l'on joint à cette cause hygiénique
tenant à la nature du milieu ambiant, la poussière
de chaux qui pénètre dans les poumons des chaufourniers, on aura peut-être la clef du succès avec
lequel ils combattent la *phthisie.*

À ce sujet, le docteur Champollion a observé que
« le développement de la *phthisie* s'opère dans une
localité où la température diurne est élevée en toutes
saisons. »

« Il y a dans ce fait de quoi étonner ceux qui
perdent de vue que la tuberculisation pulmonaire
est subordonnée sous toutes les latitudes : d'abord,
à la fréquence et à l'ampleur des mouvements ther-
mométriques ; ensuite et surtout, à l'action des eaux
contenant la plus forte dissolution de substances
minérales, et notamment de sels calcaires, qui produisent l'annihilation des substances azotées, telles
que l'eau de Salies. » *(Péligot, Académie des sciences,
2 mai 1864.)*

Si je n'ai pas erré dans mes recherches, que de
choses il y aurait à dire sur cette température privi-
légiée de Bagnères-de-Bigorre, sur ce voisinage des

fours à chaux, près desquels nos chaufourniers vivent longtemps, même quand ils y sont venus avec des poumons malades ?

Que de réflexions utiles fournirait encore le contraste de nos boulangers, qui vivent dans un milieu toujours le même et nullement exposé à l'action des vents, avec les Africains placés dans des conditions différentes, et qui meurent *phthisiques* de meilleure heure que les premiers ?

Oui, j'avoue mon impuissance pour entrer plus profondément dans cette grande question, et je fais des vœux, en terminant cet écrit, pour que de plus savants que moi se livrent à des investigations sérieuses, à des études approfondies, ayant pour objet de connaître et de déterminer exactement les *effets de la température et de la poudre de chaux sur la phthisie.*

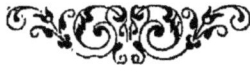

Bagnères, imprimerie Dossun, place Napoléon, 9.

www.ingramcontent.com/pod-product-compliance
Lightning Source LLC
Chambersburg PA
CBHW071352200326
41520CB00013B/3198